CONTRIBUTION

A

L'ÉTUDE CRYOSCOPIQUE

DES URINES

PAR

Le Dr Jean BARAILHÉ

LYON

A. REY & Cie, IMPRIMEURS ÉDITEURS DE L'ACADÉMIE
4, RUE GENTIL, 4

1901

CONTRIBUTION

A

L'ÉTUDE CRYOSCOPIQUE

DES URINES

CONTRIBUTION

A

L'ÉTUDE CRYOSCOPIQUE

DES URINES

PAR

Le Dr Jean BARAILHÉ

LYON

A. REY & Cie, IMPRIMEURS ÉDITEURS DE L'ACADÉMIE

4, RUE GENTIL, 4

1901

A MES PARENTS

A MES AMIS

A mon Président de Thèse

M. LE PROFESSEUR TEISSIER

Arrivé à la dernière étape de nos études médicales, nous considérons comme un agréable devoir d'acquitter ici des dettes de cœur.

A notre père qui fut notre premier maître en médecine et nous éclaira toujours de ses sages conseils, à notre mère et à notre grand'mère qui nous entourèrent d'une tendresse sans cesse en éveil, nous sommes heureux d'offrir notre premier travail comme témoignage d'affection et de reconnaissance filiales.

Nous assurons de notre vive gratitude M. le professeur Teissier, qui nous a accueilli avec bonté, nous a inspiré l'idée première de notre thèse et nous fait l'honneur d'en accepter la présidence.

M. le Dr Chanoz, nous a guidé constamment dans nos expériences et n'a épargné aucune peine pour mener notre travail à bonne fin : nous lui en sommes sincèrement reconnaissant.

M. le Médecin-Principal Annequin et M. le Médecin-Major Boisson ont facilité notre expérimentation, en mettant à notre disposition les malades de l'hôpital Desgenettes. Nous ne saurions trop les remercier de leur bienveillance.

Durant notre séjour à Lyon, la famille Clet nous a fait l'accueil le plus affectueux ; ses bontés seront pour nous inoubliables.

Merci enfin à tous les camarades de l'École qui nous ont témoigné quelque sympathie.

J. B.

CONTRIBUTION

À

L'ÉTUDE CRYOSCOPIQUE DES URINES

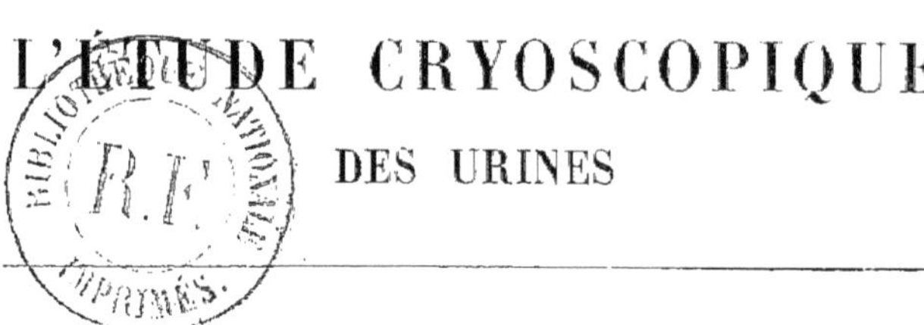

BUT DU TRAVAIL

Depuis les travaux de Koranyi, on applique la cryoscopie à l'étude des urines pathologiques, dans le but d'obtenir certains renseignements utiles à la clinique.

Nous nous sommes proposé de faire la même recherche pour les urines normales. Nous avons déterminé le volume, la densité, le point de congélation, la teneur en chlorures des urines examinées. Au moyen de ces données expérimentales, nous avons calculé les coefficients que l'on utilise habituellement dans l'étude des urines pathologiques.

Nous n'avons nullement l'intention de discuter ici la théorie de Koranyi sur la sécrétion urinaire; nous voulons simplement fixer comment varie la valeur de ces coefficients chez les sujets normaux.

CHAPITRE PREMIER

CONDITIONS EXPÉRIMENTALES

Une difficulté importante se présente dans la réalisation de pareilles recherches sur l'urine normale : celle de trouver un nombre suffisant d'individus sains voulant se prêter à la désagréable opération de la captation de toutes les urines émises.

Nos sujets sont de deux catégories :

1° Des personnes dévouées de notre entourage se considérant et considérées par tous comme bien portantes ;

2° Des convalescents appartenant au milieu hospitalier et retenus à l'hôpital, uniquement en vertu d'une affection chirurgicale de date ancienne, n'exerçant au moment actuel aucune action appréciable sur l'état général et le fonctionnement du rein.

Nos recherches ont porté sur des sujets d'âge [compris, en général, entre vingt et trente ans, sur des enfants de dix à quinze ans, et sur des nourrissons n'ayant pas plus d'un an et demi. Nous n'avons pas fait d'étude de vieillards, car la plupart d'entre eux, présentant d'ordinaire des lésions de sclérose rénale, ne peuvent être considérés comme sujets absolument normaux. Nous avons pris l'âge et le poids de chaque sujet et, autant que possible, nous avons noté aussi le régime, au double point de vue de l'alimentation et du genre d'existence, à cause de l'influence que ces deux facteurs paraissent exercer sur la composition des urines.

Les urines de chaque émission étaient recueillies directement dans un flacon propre et sec surmonté d'un entonnoir.

Le flacon était ensuite bouché et étiqueté. Les différents essais sur les urines ont été effectués d'ordinaire dans les vingt-quatre heures, quelquefois, cependant, dans les quarante-huit heures seulement. Cela est correct, car une étude préalable a montré au Dr Chanoz que, dans les conditions de conservation employées, l'urine ne subit pas, au bout de ce temps, de modifications sensibles pour l'étude qui nous intéresse.

Quand cela a été possible, on a séparé les urines de chaque émission, pour mettre en évidence les variations horaires, l'influence des repas, etc.

Technique opératoire. 1° *Volume.* — Après une agitation qui a pour but de rendre la masse homogène, on mesure le volume au moyen d'éprouvettes graduées de 250 centimètres cubes ; on fait ensuite des prises pour les opérations suivantes.

2° *Densité.* — On emploie la balance de Mohr. On sait qu'elle constitue un aréomètre à volume constant et à poids variable, dans lequel le poids varie au moyen de cavaliers placés sur le grand fléau de ladite balance.

La densité dépendant de la température, l'aréomètre est muni d'un thermomètre dont on lit les indications en fin d'expérience : on note donc la densité obtenue et la température lue. Ce dispositif nécessite un volume de 50 centimètres cubes environ de liquide. L'opération demande une minute.

3° *Dosage des chlorures.* — Après maints essais, nous avons adopté la méthode de M. Causse. Elle est plus rapide que la méthode classique, qui consiste à faire les cendres de l'urine et à doser les chlorures dans ces cendres. Elle est bien plus précise que certaines méthodes cliniques, telles que celle de Volhardt employée d'ordinaire dans ces sortes de recherches. La méthode de Causse, qui paraît très longue à cause des opérations successives qu'elle exige, est commode quand on a toute une série de dosages à faire : on peut en effet conduire en même temps un très grand nombre d'opérations identiques.

Pour notre étude nous menions à la fois de 16 à 18 dosages.

Voici le principe de la méthode : destruction de la matière organique en solution aqueuse chaude, au moyen du permanganate de potassium additionné d'un peu d'acide sulfurique. L'excès de permanganate est chassé par l'acide oxalique pur. Le liquide incolore obtenu, neutralisé par du carbonate de chaux pur, constitue la liqueur dans laquelle on dose les chlorures par le nitrate d'argent, en présence de chromate de potassium comme réactif indicateur.

Marche des expériences. — *a)* Au moyen d'une pipette graduée on verse 20 centimètres cubes d'urine dans un ballon étiqueté à fond plat, de 250 centimètres cubes de capacité. On acidule par quelques gouttes de SO^4H^2 pur. On ajoute du permanganate de potassium en solution saturée de façon à obtenir une liqueur violette. On prépare ainsi une série de ballons avec des urines différentes et on abandonne le tout dans un placard.

b) Quand on a le temps on chauffe les ballons, ajoutant à nouveau du permanganate. On constate en général que la coloration disparaît. Cela prouve qu'il n'y a pas assez de permanganate. On en ajoute une nouvelle quantité à plusieurs reprises, jusqu'à ce que le liquide reste coloré après quelques instants de chauffage : toute la matière organique est détruite.

c) On jette le contenu de chaque ballon sur un filtre placé sur une éprouvette graduée de 250 centimètres cubes. On lave à deux reprises le ballon et le filtre avec de l'eau bouillante, on complète à 200 centimètres cubes avec de l'eau distillée. On mélange.

d) On prend 100 centimètres cubes de cette solution colorée et filtrée (qui correspondent à 10 centimètres d'urine). On chauffe dans une capsule en porcelaine de 500 centimètres cubes, en ajoutant quelques fragments d'acide oxalique pur ou de la solution d'acide oxalique. Le liquide devient incolore.

e) On le place dans un verre à expériences de 200 centimètres cubes environ, et on ajoute :

1° Un excès de carbonate de chaux bien lavé, exempt de chlore, afin de neutraliser l'acidité de la liqueur.

2° IV ou V gouttes de chromate neutre de potassium en solution concentrée.

f) On titre alors les chlorures contenus dans la liqueur au moyen d'une solution décinormale de nitrate d'argent obtenue en dissolvant 17 grammes de nitrate d'argent pur et sec dans 1 litre d'eau distillée. On fait couler cette solution décinormale d'une burette de Mohr dans le verre à expériences jusqu'à ce qu'après une agitation vigoureuse le dépôt prenne une coloration faiblement rougeâtre. On lit le nombre N de centimètres cubes de

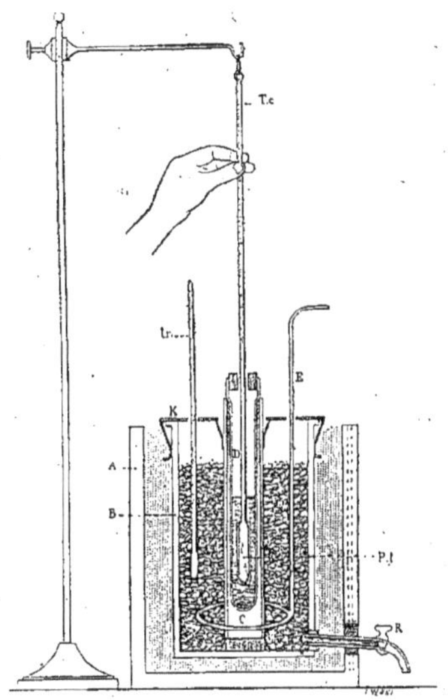

solution de nitrate d'argent employés pour les 10 centimètres cubes d'urine. La richesse pour 100, en grammes, de NaCl est donnée par l'expression :

$$p = V\ cc^3 \text{ employés} \times 0{,}0585.$$

4° *Détermination du point de congélation.* — Le laboratoire de M. le professeur Morat possède deux dispositifs principaux :

I. Un appareil de haute précision analogue à celui décrit par Raoult dans les *Annales de l'Université de*

Grenoble (1898), avec agitation mécanique, refroidissement à l'éther, appareil qui a servi au Dr Chanoz pour étudier le degré de précision de la méthode clinique suivante.

II. L'appareil du Dr Chanoz (voir la figure). C'est le dispositif de Beckmann modifié, employant comme source réfrigérante un mélange de glace et de sel marin. Il présente à considérer :

1° L'enceinte cryoscopique; 2° l'enceinte réfrigérante; 3° l'enceinte isolante; 4° le thermomètre cryoscopique agitateur.

1° **Enceinte cryoscopique.** — Elle comprend : α) L'éprouvette cryoscopique ; β) le tube laboratoire qui l'entoure.

Dans les expériences où l'on veut obtenir plus de 1/50 de degré d'approximation, ce tube est fermé par un bouchon que traverse le thermomètre agitateur.

L'éprouvette cryoscopique D est constituée par une sorte de tube à essai, large à la partie supérieure, d'un diamètre de 25 millimètres et d'une hauteur de 24 centimètres.

C'est dans cette éprouvette que l'on introduit les 25 centimètres cubes de liquide à cryoscoper.

Le tube laboratoire C est un tube de laiton de 24 centimètres de hauteur, et de diamètre suffisant pour que l'éprouvette cryoscopique entre librement dans son intérieur jusqu'à la partie ouverte, élargie, qui repose sur le bord libre du tube en laiton. Il est obturé à sa partie inférieure au moyen d'un liège paraffiné.

2° **Enceinte réfrigérante.** — Elle est constituée par un récipient de verre cylindrique à fond plat, de 25 centimètres de hauteur et de 15 centimètres de diamètre.

A la partie inférieure se trouve une ouverture où est adapté, au moyen d'un bouchon en caoutchouc, un robinet R. Ce robinet permet d'enlever facilement le liquide existant dans le récipient après les expériences.

Dans ce récipient, on introduit des morceaux de glace de la grosseur d'une noix et du sel marin en solution de concentration convenable. Le mélange est obtenu par le déplacement vertical de l'agitateur E. Pratiquement, deux ou trois agitations par minute suffisent. Un thermomètre *tr*, gradué en 10es de degré et allant de — 10° à + 12°5 fait connaître, après agitation, la température du mélange réfrigérant.

3° **Enceinte isolante.** — Elle a pour but d'empêcher la fusion de la glace du fait du rayonnement de l'opérateur et du laboratoire. Elle est constituée par une caisse en bois de sapin A parallélipipédique, à section carrée de 23 centimètres de côté et mesurant 26 centimètres de hauteur. L'intervalle compris entre les parois internes de cette caisse et le vase B est rempli de sciure de bois (corps mauvais conducteur de la chaleur).

Dans le dernier modèle imaginé, on a complété l'isolement en fermant l'appareil à la partie supérieure au moyen d'un couvercle en bois à deux valves munies de charnières, et percées d'ouvertures pour laisser passer le thermomètre *tr*, l'agitateur E et la partie supérieure de l'enceinte cryoscopique CD.

4° **Thermomètre cryoscopique agitateur** (système de Raoult). — C'est un thermomètre de 53 cm. de long, gradué en 50es de degré, de + 3°60 à — 5°. Le 0 est situé à 37° cm. au-dessus de l'extrémité inférieure du réservoir.

Un panier en toile de platine, muni dans toute sa hauteur de deux ailettes suivant deux génératrices diamétralement opposées, entoure le réservoir. Le panier est solidement assujetti par un collier de platine au thermomètre, dont il devient ainsi solidaire. Un mouvement de torsion imprimé à la partie inférieure du panier a préalablement rendu hélicoïdales les ailettes verticales. Pour l'agitation, l'opérateur est convenablement assis devant l'appareil placé à la hauteur de sa tête. Le thermomètre, suspendu par un cordon au crochet d'un support, est roulé entre le pouce, l'index et le médius gauches de l'opérateur, comme le montre la figure ; il en résulte, ainsi qu'on le conçoit, un brassage énergique du liquide dans lequel plonge le réservoir agitateur.

Le Dr Chanoz fait commodément la lecture du thermomètre au moyen d'une lentille plan-convexe de 8 centimètres environ de foyer, enchâssée dans un tube cylindrique droit de 7 cm. 5 de longueur. On applique l'extrémité libre du tube contre le thermomètre, qui devient normal à l'axe de cette sorte de lunette. On évite ainsi très sûrement et très simplement les erreurs de parallaxe pratiquement inévitables dans une lecture directe.

Le dispositif complet que nous venons de décrire permet une précision assez grande, 1/200 de degré quand on choisit convenablement son mélange réfrigérant. Cette précision n'étant nullement nécessaire pour les recherches que nous faisions, nous avons supprimé le tube laboratoire C; l'éprouvette cryoscopique était donc directement placée dans le mélange réfrigérant. On lisait directement le thermomètre sans employer le tube-loupe. Nous obtenons ainsi une approximation de 1/50 de degré au moins.

Technique. — Pour déterminer le point de congélation d'un liquide, on le refroidit lentement : sa température s'abaisse au-dessous du point de solidification. Le liquide est en surfusion. Quand la surfusion est convenable, on provoque la congélation en projetant dans la masse un fragment de glace.

La température du liquide agité s'élève rapidement, puis de plus en plus lentement, devient stationnaire, puis redescend. C'est le point culminant de l'ascension qui représente la température de congélation du liquide.

La température notée n'est pas la température *vraie* de congélation : l'erreur dépend d'un certain nombre de facteurs[1]. Toutes les autres conditions étant les

[1] Voir Chanoz, *Considérations sur la pression osmotique*. 1899. thèse Lyon, chapitre Cryoscopie.

mêmes, l'erreur est d'autant moindre que la température de l'enceinte réfrigérante donnée par le thermomètre *tr* est plus rapprochée de la température vraie de congélation. Pour une détermination précise, il faut, au moyen d'essais préliminaires, amener le mélange réfrigérant à cette température voisine.

On fait varier la température du mélange de la façon suivante : pour l'élever on ajoute de l'eau au mélange ; pour l'abaisser on concentre la liqueur en ajoutant, soit du sel marin en petits fragments, soit de la solution saturée de Na Cl. La lecture de *tr*, faite après agitation, montre si l'effet désiré est obtenu.

Pour nos recherches, où la grande précision est superflue, M. Chanoz a trouvé qu'il suffit que la température de l'enceinte réfrigérante ne soit pas à plus de 3 degrés au-dessous du point de congélation, pour que les résultats obtenus soient suffisamment corrects. En pratique nous employons un mélange de température de —3 à —4 degrés environ.

Si l'on veut éviter l'emploi du thermomètre de l'enceinte réfrigérante, on peut se servir des renseignements suivants déterminés par le Dr Chanoz. Un mélange formé de volumes à peu près égaux de solution à 10 pour 100 environ de Na Cl, prise à 15 degrés, et de glace concassée immergée d'abord dans de la solution à 10 pour 100, donne une température d'environ —4°80. Une solution à 8 pour 100 donne une température de —3°80 environ ; une solution à 5 pour 100 une température de —2°20 environ ; une solution de 3 pour 100 une température de —1°30 environ.

Pour aller vite, nous agissons ainsi :

a) Nous remplissons le vase B aux 4/5 de glace et de la solution de Na Cl appropriée pour avoir la température de —3 ° à 3°50.

b) Dans un vase analogue, placé sur la table directement, nous disposons un mélange réfrigérant d'environ —1°50.

c) Des éprouvettes cryoscopiques propres et sèches sont étiquetées 1, 2, 3, etc. Chacune reçoit 25 centimètres cubes d'un échantillon d'urine, il y a donc autant de tubes que de sortes d'urines.

Au fur et à mesure, ces tubes sont placés dans le bain à —1°50. Quand on a terminé les prises d'urine pour prendre la densité, doser les chlorures, on revient aux tubes qui se sont refroidis pendant ce temps.

d) On introduit le thermomètre Tc dans le tube 1, que l'on place dans le mélange de l'enceinte réfrigérante. On agite comme il a été dit. La température s'abaisse progressivement. Quand la température est à 0°50 environ au-dessous de la température de congélation que l'on cherche (et que l'on connaît approximativement d'après la densité surtout) on ajoute par projection un fragment de glace (comme un grain de blé environ). On agite régulièrement. La température baisse encore un instant, puis s'élève très vite d'abord, plus lentement ensuite, s'arrête quelques instants (10 secondes ou plusieurs minutes suivant le cas), redescend. On note le point culminant —Δ. On enlève l'éprouvette et on vérifie si l'opération est bonne, ce qui a lieu quand, dans la masse liquide, nagent de petits glaçons.

Quand on n'a pas la grande habitude de la cryoscopie

il est bon de faire la vérification. Pour cela on réchauffe l'éprouvette dans sa main (le thermomètre étant toujours immergé), la température s'élève, la glace fond. On replace dans le mélange et on recommence l'opération ; on doit trouver le même $-\Delta$.

e) Cela fait, on sort le thermomètre, on le lave avec un peu d'urine pour chasser la glace adhérente au panier, on le plonge dans le tube n° 2 et l'on opère comme pour le tube n° 1. On fait de même pour les autres. Avec un peu d'entraînement, on arrive à faire facilement une trentaine d'opérations complètes dans deux heures de temps.

f) On sait que le verre du thermomètre subit des modifications dans sa structure moléculaire, se traduisant par des variations de la capacité du réservoir et des déplacements du zéro. Les indications lues ne sont donc pas exactes. On fait la correction suivante : on détermine par le procédé indiqué le point de congélation de l'eau pure distillée. Par définition, c'est le zéro. Ordinairement, on lit $+0{,}0\,mn$. Quand une détermination donnera $-\Delta$, la valeur corrigée du point de congélation sera $-(\Delta + 0{,}0\,mn)$.

Dans nos essais, le 0 a été recherché : en juin, il a été de $+0{,}045$; en novembre $+0{,}05$.

Comme renseignements pratiques, disons que l'appareil est facile à construire partout. La glace usée ne coûte pas cher. L'appareil garni le matin a permis d'opérer jusqu'au soir sans addition nouvelle de glace, et cela en plein mois de juillet. (Température du laboratoire, 28 degrés.)

CHAPITRE II

CALCUL DES COEFFICIENTS. — OBSERVATIONS.

§ I. — L'eau distillée, à la pression ordinaire, se congèle à o degré. L'eau d'une dissolution aqueuse se congèle à une température inférieure, —Δ.

La différence entre les températures de congélation de ce même liquide, pur et dans la solution, constitue l'abaissement du point de congélation.

Ce retard dans la congélation de l'eau est dû à l'action « mystérieuse » (Raoult) du corps dissous, qui s'oppose pour ainsi dire à la réunion des particules dissolvantes. Il dépend du nombre de particules ou monades existant dans la dissolution (Raoult), ces particules pouvant être, soit la molécule chimique, soit un agrégat de molécules chimiques *(complexe)*, soit une fraction de la molécule chimique *(ion)*.

La détermination de —Δ peut donc renseigner sur le nombre de particules existant dans la solution. Le nombre de particules contenues dans 1 centimètre cube d'une solution se congélant à —Δ égale $\Delta \times \frac{1}{1850} = \Delta \times 100 \times \frac{1}{185000}$ ou $\Delta \times 100$, en supprimant le facteur constant $\frac{1}{185000}$ (c'est ce que font Claude et Balthazard pour simplifier)[1].

[1] Claude et Balthazard, *la Cryoscopie des urines*.

D'après ces conventions, que nous adoptons à cause de leur usage déjà passé dans la pratique courante, le volume V (en cc^3) d'urine qui congèle à $-\Delta$ renferme donc $V \times \Delta \times 100$ monades.

§ **II.** — NaCl ne subit dans l'organisme que des dissociations transitoires (Bouchard) ; il sort comme il est entré.

Mais, NaCl à part, toutes les substances introduites dans l'organisme[1] sont plus ou moins transformées, remaniées, élaborées.

Il y a intérêt à voir comment se fait l'élimination de ces déchets de la nutrition, dont la plupart constituent des poisons, pour l'organisme qui ne sait pas les excréter.

L'abaissement du point de congélation $-\Delta$ est la somme des abaissements dus à NaCl et aux autres substances élaborées. Si on connaissait l'abaissement produit par NaCl dans la liqueur, on aurait par différence l'abaissement δ dû aux autres substances élaborées. Par la formule $V \times \delta \times 100$, on connaîtrait donc le nombre des molécules élaborées contenues dans le volume V d'urine.

Mais, en réalité, on sait[2] que : 1° le poids p de NaCl qui existe dans la liqueur ne produit pas nécessairement le même abaissement qu'il produirait dans le même volume d'eau pure (dans l'eau pure, l'abaissement serait plus grand) ; 2° en vertu de la *dissociation*

[1] Chanoz, *loc. cit.*, p. 161.
[2] Chanoz, *loc. cit.*, p. 63.

électrolytique, une solution à p pour 100 de NaCl ne produit pas un abaissement p fois plus grand qu'une solution à 1 pour 100.

Cependant on peut, pour l'approximation que demande une pareille étude, admettre que ces pertubations n'existent pas.

On raisonne de la façon suivante :

Le dosage nous a indiqué qu'il y avait p pour 100 de NaCl. Raoult nous enseigne[1] que, pour des concentrations de 0,69 à 2,86 pour 100, l'abaissement de NaCl est de 0,590 à 0,585, pour 1 gramme dans 100 grammes de liquide. Les p pour 100 de NaCl donnent donc un abaissement $p \times 0,585$.

Les substances élaborées produisent l'abaissement $\delta = \Delta - p \times 0,585$.

On a par suite : Nombre de molécules de NaCl = $V \times p \times 0,585 \times 100 = Vp \times 58,5$.

Nombre de molécules élaborées

$$= 100\ V\,(\Delta - p \times 0,585) = V\,\delta \times 100.$$

§ **III.** — On s'est proposé de rapporter l'élimination totale au kilogramme d'individu. Il suffit pour cela de diviser l'élimination par le poids net de l'individu. Le nombre de molécules totales éliminées étant de $\Delta\, V$, si l'individu pèse P kilogrammes, l'élimination pour 1 kilogramme sera $\frac{\Delta\, V}{P}$.

C'est ce que Claude et Balthazard[2] appellent la *diurèse*

[1] Chanoz, *loc. cit.*, p. 53.

[2] Claude et Balthazard, *loc. cit.*

moléculaire totale; la diurèse des molécules élaborées sera $\frac{100\,\delta V}{P}$.

§ **IV**. — Dans sa théorie nouvelle de la sécrétion urinaire, Koranyi admet ce qui suit : le nombre des molécules dissoutes filtrées à travers le glomérule ne varie pas à la traversée des canalicules urinaires, mais la nature des molécules dissoutes change. Du chlorure de sodium retourne dans le sang, tandis qu'un nombre égal de molécules élaborées vient en sens inverse dans le liquide des canalicules. Il y a ainsi *échange moléculaire* à travers l'épithélium rénal. D'après ces vues de Koranyi, la comparaison faite par Claude et Balthazard de Δ dû aux molécules totales de l'urine et de δ dû aux molécules autres que NaCl, mesure sous la forme $\frac{\Delta}{\delta}$ le *taux des échanges moléculaires au niveau des canalicules urinaires*. Pour nous qui ne voulons nullement entrer dans la discussion des hypothèses de Koranyi, il représente effectivement le *rapport du nombre total de molécules physiques contenues dans l'urine au nombre de molécules élaborées.*

OBSERVATION I

Dr C..., âge vingt-neuf ans, poids 70 kilogrammes. Régime : lever, 7 h. environ ; petit déjeuner, 8 heures, chocolat ; déjeuner, 11 h. 30 ; dîner, 6 h. 30, potage, viande, légumes, dessert, eau, café ; coucher entre 10 heures et minuit.

Série du 11 au 25 juin 1901.

Urines de vingt-quatre heures.

Série du 11 au 25 Juin 1901.

Urines de 24 heures.

Date	Volume V	Point de cong. —Δ	Valeurs limites de Δ dans 24 heures maximum	minimum	Chlorures p. 100	total	δ×100	Δ/δ	100 Δ×V / P	100 δ×V / P
11 Juin	1420	—1,82	—2,26 à 11 h. s	—1,57 à 7 h. 30 m.	1,28	18,17	107	1,69	3692	2170
12 —	1450	—1,68	—2,29 à 12 h. m.	—1.49 à 3 h. 30 s.	1.386	20.01	86,92	1.93	3480	1800
13 —	1195	—1,82	—2,09 à 4 h s.	—1,61 à 7 h. 30 m.	»	»	»	»	3107	»
14 —	1470	—1,67	—2.21 à 6 h. s.	—1.31 à 8 h. m.	1,199	17,64	96.9	1,72	3507	2037
15 —	1925	—1,37	—1,97 à 7 h. s.	—0,87 à 8 h. m.	1,14	21.90	70,4	1,94	3767	1936
16 —	1490	—1.64	—2 à 10 h. 30 s.	—1.41 à 8 h. 30 m.	1,36	20,26	84,4	1,95	3490	1796
17 —	1620	—1,65	—2,09 à 6 h. 15 s.	—1,01 à 9 h. m.	1,25	20,25	91.9	1,79	3818	2129
18 —	1345	—1,84	—2,09 à 7 h. 30 s.	—1,65 à 4 h. m.	1.55	20.84	93.4	1,95	3537	1795
19 —	1530	—1,74	—2.27 à 5 h. 15 s.	—1,34 à 9 h. 30 m.	1,4	21.42	92.1	1,88	3803	2013
20 —	1225	—1.61	—2,15 à 8 h. 45 m.	—0.71 à 4 h. s.	1.02	12.49	101,4	1.58	2817	1775
21 —	1485	—1,68	—2.47 à 7 h. 15 s.	—1,32 à 7 h. 45 m.	1.11	16.48	103,1	1,63	3564	2185
22 —	1030	—1,91	—2.38 à 11 h. 30 s.	—1,68 à 8 h. m.	1.43	14.72	107.4	1,77	2810	1580
23 —	1285	—1.96	—2,29 à 11 h. 30 s.	—1,51 à 8 h. 35 m.	1,43	18.37	112.4	1,65	3599	2063
24 —	1430	—1.69	—2,31 à 11 h. s.	—1,24 à 8 h. 30 m.	1.17	16,73	100,6	1.68	3452	2043
25 —	1470	—1.71	—2,09 à 6 h. 15 s.	—1,39 à 8 h. 15 m.	1,25	18.37	97.9	1.75	3591	2058

Série du 11 au 18 Juillet 1901.

Date	Volume V	Point de cong. $-\Delta$	Valeurs limites de Δ dans 24 heures — maximum	minimum	Chlorures — p p. 100	total	$\delta \times 100$	$\frac{\Delta}{\delta}$	$\frac{100\ \Delta \times V}{P}$	$\frac{100\ \delta \times V}{P}$
11 Juillet	880	−2,09	−2,27 à 7 h. m.	−2,10 à 5 h. s.	1,35	11,88	130,1	1,60	2627	1635
12 —	965	−2,23	−2,25 à 5 h. 15 s.	−2,17 à 2 h. s.	1,38	13,31	142,3	1,57	3084	1961
13 —	1250	−1,76	−2,47 à 10 h. s.	−1,42 à 7 h. 30 m.	1,287	16	101,2	1,73	3000	1807
14 —	690	−2,26	—	—	1,28	8,41	154,6	1,46	2085	1524
15 Juillet	855	−2,11	−2,43 à 8 h. m. et à 11 h. s.	−1,67 à 4 h. s.	1,373	11,71	130,9	1,71	2578	1600
16 —	705	−2,35	−2,55 à 11 h. s.	−2,24 à 5 h. s.	1,337	9,37	157	1,49	2366	1581
17 —	810	−2,41	−2,47 à 11 h. s.	−2,25 à 3 h. 30 s	1,374	11,09	160,9	1,49	2788	1863
18 —	820	−2,39	−2,55 à 5 h. 35 s.	−2,25 à 7 h. 30 m.	1,170	9,59	170,6	1,40	2799	1998

Série du 5 au 8 août 1901.

Heure de l'émission	Densité à 0°	Volume V	Point de cong.—Δ	Chlorures p p. 100	Chlorures total	δ×100	Δ/δ
midi.	1020 à 24°	95	—1,97	1,602	»	103,3	1,90
3 h. s.	1023 —	85	—2,05	1,848	»	198,9	1,03
7 h.	1209 —	135	—2,21	1,602	»	128,3	1,72
8,30.	—	45	—	—	»	—	—
11 h.	1033 —	150	—2,29	1,638	»	133,3	1,71
7 h. m.	1020 —	515	—1,71	1,156	»	104,4	1,63
11 h. m.	1022 —	145	—1,88	1,468	»	92,2	2,03
24 h.	1025 —	1170	—1,88	1,404	16,38	95,9	1,95

$$\frac{100\ \Delta\ V}{P} = 3142 \qquad \frac{100\ \delta\ V}{P} = 1604$$

1 h. s.	1023 à 23°	120	—2,25	1,561	»	136,2	1,65
6 h.	1027 —	150	—2,17	1,930	»	104,1	2,08
8 h.	1028 —	140	—2,14	1,825	»	107,3	1,99
11 h.	1028 —	115	—2,29	1,813	»	119	1,89
8 h. m.	1020 —	510	—1,69	—	»	—	—
11 h. m.	1026 —	90	—	1,667	»	—	—
24 h.	1024 —	1125	—1,93	1,526	17,10	103,8	1,85

$$\frac{100\ \Delta\ V}{P} = 3101 \qquad \frac{100\ \delta\ V}{P} = 1668$$

2 h. s.	1025 à 24°	140	—2,19	1,784	»	112,7	1,94
5 h. s.	1027 —	130	—2,13	1,696	»	113,7	1,86
6 h. 30	1026 —	90	—2,13	1,579	»	120,7	1,76
8 h.	1027 —	115	—1,93	1,111	»	128,1	1,50
10 h. 30	1033 —	95	—2,27	1,111	»	162,1	1,39
7 h. m.	1020 —	470	—1,69	1,129	»	103	1,64
10 h. 45	1026 —	80	—2,15	1,503	»	127,1	1,69
24 h.	1024 —	1120	—1,94	1,345	15	115,7	1,67

$$\frac{100\ \Delta\ V}{P} = 3117 \qquad \frac{100\ \delta\ V}{P} = 1851$$

Série du 2 septembre au 7 septembre 1901.

Heure de l'émission	Densité à 0°	Volume V	Point de cong.—Δ	Chlorures p p. 100	Chlorures total	δ×100	$\frac{\Delta}{\delta}$
3 h. s.	1024 à 23°	160	— 1,86	1,843	»	178,2	1,04
5 h.	1024 —	110	— 2	1,824	»	93,3	2,14
8 h.	1013 —	110	— 1,10	0,700	»	69,1	1,73
11 h.	1024 —	150	— 1,88	1,316	»	101,1	1,85
8 h. m.	1019 —	535	— 1,47	1,139	»	80,4	1,82
10 h.	1017 —	95	— 1 49	1,113	»	83,9	1,77
midi	— —	50	— 2,01	1,719	»	100,5	1,99
24 h.	1020 à 21°	1210	— 1,61	1,298	15,7	100,2	1,60

$$\frac{100\ \Delta\ V}{P} = 2783 \qquad \frac{100\ \delta\ V}{P} = 1728$$

Heure de l'émission	Densité à 0°	Volume V	Point de cong.—Δ	Chlorures p p. 100	Chlorures total	δ×100	$\frac{\Delta}{\delta}$
2 h. 15 s.	1022 à 22°	135	— 1,83	1,462	»	96,5	1,89
4 h.	1024 —	100	— 1,95	1,734	»	93,6	2,08
6 h.	1029 —	80	— 2,28	1,202	»	157,7	1,44
8 h. 30	1033 à 19°	125	— 2,23	1,081	»	159,8	1,39
11 h.	1037 —	70	— 2,42	1,139	»	175,4	1,38
8 h. m.	1023 —	480	— 1,87	1,287	»	111,8	1,67
10 h. 30	1023 —	135	— 1,88	1,385	»	107,3	1,75
24 h.	1025 —	1125	— 1,95	1,316	15,30	118.1	1,65

$$\frac{100\ \Delta\ V}{P} = 3134 \qquad \frac{100\ \delta\ V}{P} = 1897$$

Heure de l'émission	Densité à 0°	Volume V	Point de cong.—Δ	Chlorures p p. 100	Chlorures total	δ×100	$\frac{\Delta}{\delta}$
2,15 s.	1022 —	185	— 1,79	1,369	»	99	1,80
4 h.	1025 —	105	— 2,06	1,643	»	109,9	1,87
6 h.	1026 à 29°	70	— 2,20	1,643	»	123,9	1,77
8 h.	1028 —	135	— 2,05	1,632	»	110,6	1,85
10 h.	1029 —	95	— 2,15	1,298	»	139,1	1,54
6,45 m.	1019 —	500	— 1,60	1,063	»		
8 h.	1013 —	320	— 1,13	0,816	»	65,3	1,73
10 h.	1019 —	160	— 1,39	1,110	»	64,1	2,16
midi.	1022 —	85	— 1,37	1,614	»	42,6	3,21
24 h.	1020 —	1655	— 1,59	1,170	19,3	90,6	1,75

$$\frac{100\ \Delta\ V}{P} = 3735 \qquad \frac{100\ \delta\ V}{P} = 2143$$

Heure de l'émission	Densité à θ°		Volume V	Point de cong. —Δ	Chlorures p.100	total	δ×100	Δ/δ
1,45 s.	1022 à 19°		145	—1,66	1,429	»	72,5	2,28
4 h.	1026	—	150	—1,99	1,813	»	99	2,01
6 h.	—	—	60	—2,22	1,643	»	215,9	1,02
7 h.	—	—	25	—2,19	—	»	—	—
8,30.	1029	—	85	—2,13	1,551	»	111,3	1,91
10,30.	1028	—	125	—2,11	1,690	»	112,2	1,88
minuit.	1026	—	105	—2,03	1,842	»	195,3	1,03
3,30 m.	1016	—	320	—1,34	0,994	»	75,9	1,76
8 h.	1018	—	260	—1,57	1,287	»	81,8	1,91
10 h.	1020	—	75	—1,65	1,374	»	85,7	1,92
11,45	1022	—	120	—1,85	1,603	»	91,3	2,02
24 h.	1022	—	1470	—1,71	1,491	21,9	83,8	2,04

$$\frac{100\,\Delta\,V}{P} = 3570 \qquad \frac{100\,\delta\,V}{P} = 1760$$

Heure de l'émission	Densité à θ°		Volume V	Point de cong. —Δ	Chlorures p.100	total	δ×100	Δ/δ
3 h. s.	1024	—	210	—1,95	1,872	»	85,6	2,27
4,30.	1023	—	110	—1,98	2,076	»	76,6	2,58
6 h.	—	—	90	—2,24	1,959	»	112,4	1,99
9 h.	1030	—	195	—2,17	1,989	»	100,7	2,15
1 h. m.	1015 à 21°		360	—1,39	1,228	»	67,2	2,06
5 h.	1013	—	540	—1,11	—	»	—	—
8 h.	1013	—	430	—1,11	1,081	»	47,8	2,74
10 h.	1022	—	100	—1,75	1,591	»	82	2,13
11,45.	1022	—	75	—1,81	—	»	—	—
24 h.	1019	—	2110	—,144	1,316	27,7	67,1	2,14

$$\frac{100\,\Delta\,V}{P} = 4310 \qquad \frac{100\,\delta\,V}{P} = 2022$$

Heure de l'émission	Densité à θ°		Volume V	Point de cong. —Δ	Chlorures p.100	total	δ×100	Δ/δ
2 h. s.	1021 à 21°		175	—,175	1,755	»	172,4	1
4,30.	1019 à 27°		250	—1,73	1,755	»	170,4	1
6,30.	1029 à 20°		90	—2,19	1,755	»	106,4	2,05
8,15.	1029	—	85	—2,21	1,574	»	129	1,71
11 h.	1030	—	100	—2,22	1,730	»	120,8	1,83
6 h. m.	1020	—	500	—1,65	1,081	»	91,8	1,79
9 h.	1012	—	220	—1,16	0,758	»	71,7	1,61
11,15	1018 à 29°		80	—1,62	—	»	—	—
midi.	—		30	—	—	»	—	—
24 h.	1022 à 21°		1530	—1,67	1,322	20,2	89,7	1,86

$$\frac{100\,\Delta\,V}{P} = 3628 \qquad \frac{100\,\delta\,V}{P} = 1960$$

Série du 11 au 15 octobre 1901.

Heure de l'émission	Densité à 0°	Volume V	Point de cong. —Δ	Chlorures p p. 100	Chlorures total	δ×100	Δ/δ
10,30 m.	1020 à 11°	210	—1,49	—	»	—	—
11,30.	1016 —	110	—1,33	1,31	»	56,4	2,35
midi 30.	1008 —	210	—0,63	0,497	»	34,3	1,83
3,30 s.	1024 —	140	—1,59	—	»	—	—
6,30.	1025 —	210	—1,85	1,49	»	97,9	1,88
10,30.	1024 —	250	—1,89	1,322	»	111,6	1,69
minuit	1024 —	90	—1,84	1,40	»	102,1	1,79
7,30 m.	1016 —	500	—1,18	0,67	»	72,8	1,62
9 h.	1017 —	85	—1,29	0,877	»	71,1	1,67
24 h.	**1019 —**	**1805**	**—1,41**	**1,040**	**18,70**	**82,3**	**1,56**

$$\frac{100\,\Delta\,V}{P} = \mathbf{3628} \qquad \frac{100\,\delta\,V}{P} = \mathbf{2122}$$

Heure de l'émission	Densité à 0°	Volume V	Point de cong. —Δ	Chlorures p p. 100	Chlorures total	δ×100	Δ/δ
11,30 m.	1009 à 12°	190	—0,77	0,60	»	41,9	1,71
2 h. s.	1023 —	250	—1,69	1,439	»	84,7	1,99
7 h.	1028 —	200	—2,03	1,474	»	116,8	1,7
8 h.	— —	65	—2,13	1,40	»	131,1	1,62
11,30	1027 —	300	—1,99	—	»	—	—
6,45 m.	1014 —	670	—1,21	0,78	»	79,9	1,05
8,15 m.	1011 —	170	—1,03	0,965	»	46,6	2,21
24 h.	**1014 —**	**1845**	**—1,49**	**1,040**	**19,1**	**88,2**	**1,68**

$$\frac{100\,\Delta\,V}{P} = \mathbf{3927} \qquad \frac{100\,\delta\,V}{P} = \mathbf{1753}$$

Heure de l'émission	Densité à 0°	Volume V	Point de cong. —Δ	Chlorures p p. 100	Chlorures total	δ×100	Δ/δ
11 h. m.	1022 à 12°	140	—1,71	1,35	»	92,1	1,85
midi 30.	1024 —	110	—1,79	1,73	»	77,8	2,28
a.	1015 —	200	—1,14	0,74	»	60,8	1,87
b.	1013 —	245	—0,99	0,526	»	58,3	1,72
c.	1010 —	250	—0,80	0,491	»	51,3	1,55
d.	1010 —	165	—0,87	0,643	»	49,4	1,76
7 h. m.	1020 —	500	—1,37	0,845	»	87,6	1,56
8 h. m.	1020 —	140	—1,46	0,982	»	88,6	1,64
9,30 m.	—	65	—1,75	1,325	»	96,4	1,81
24 h.	**1016 —**	**1815**	**—1,22**	**0,848**	**15,75**	**72,3**	**1,68**

$$\frac{100\,\Delta\,V}{P} = \mathbf{3163} \qquad \frac{100\,\delta\,V}{P} = \mathbf{1846}$$

Heure de l'émission	Densité à 0°	Volume V	Point de cong.—Δ	Chlorures p.100	total	δ×100	$\frac{\Delta}{\delta}$
midi.	1024 à 14°	140	—1,87	1,462	»	101,5	1,84
2 h. s.	1013 —	230	—1,08	0.746	»	64.4	1,67
4 h.	1027 —	112	—1,77	1,429	»	83,5	2.11
6,45	1027 —	172	—1,91	1.374	»	110,7	1.72
8 h.	1026 —	100	—1,83	1,199	»	122,9	1,57
11 h.	1026 —	175	—1,85	1,257	»	111,4	1,59
7,15 m.	1023 —	660	—1,62	1,139	»	95,4	1,69
8 h.	1020 —	80	—1,35	0,930	»	80,1	1,68
24 h.	**1025 —**	**1669**	**—1,65**	**1.170**	**19,5**	**96,6**	**1.70**

$$\frac{100\,\Delta\,V}{P} = 3934 \qquad \frac{100\,\delta\,V}{P} = 2303$$

10,30 m	1020	182	—1,42	1.098	»	77,8	1,82
11,30	1022	102	—1,48	1,023	»	88,2	1,67
midi 15.	—	55	—1,61	1.44	»	76,8	2,09
1,30 s.	1016	143	—1.19	1.023	»	59,2	2,01
2,30	1024	110	—1,67	1,573	»	74,9	2.22
3,30	1825	95	—1.77	1.508	»	89,2	1.99
6 h.	1022	90	—1,64	1,216	»	82,9	1.97
8 h.	1029	90	—1,77	0,8775	»	125.8	1.40
9,45	1030	80	—2,09	1,316	»	132,1	1,50
6,15 m.	1017	555	—1,34	0,936	»	78,9	1,69
8 h.	1012	335	—1,03	0,729	»	60,4	1,69
24 h.	**1017**	**1837**	**—1,35**	**1,052**	**19,2**	**73,9**	**1,82**

$$\frac{100\,\Delta\,V}{P} = 3542 \qquad \frac{100\,\delta\,V}{P} = 1941$$

Série du 15 au 16 novembre 1901.

8 h. m.	1018 à 13°	605	—1,85	1,222	»	113,7	1,62
9 h.	—	50	—1,71	1,345	»	93,6	1,82
11 h.	1021 —	155	—1.91	1,574	»	99,2	1,95
2 h. s.	1020 —	225	—1.75	1.423	»	91.9	1,90
4,30	1023 —	130	—2,21	1,859	»	112,8	1,95
7 h.	1025 —	135	—2.22	1,773	»	118.5	1,87
10 h.	1032 —	100	—2,22	1,245	»	149.5	1.49
6 h. m.	1019 —	640	—1,89	1.228	»	117,7	1,52
8 h.	1011 —	250	—1,27	0,758	»	82,7	1,53
11.30	1024 —	100	—1.99	1.690	»	100.2	1,98

Heure de l'émission	Densité à θ°		Volume V	Point de cong.—Δ	Chlorures p p. 100	total	δ×100	$\frac{\Delta}{\delta}$
1 h. s.	1024	—	75	—2,11	1,850	»	102,8	2,20
4 h.	1019	—	105	—1,95	1,712	»	96,5	2,04
7,45	1056	—	105	—3,07	1,425	»	122,4	1,37
11 h.	1034	—	165	—2,55	1,345	»	176,7	1,44
48 h.	1026	—	2840	—1,97	1,374	19,4	116,9	1,68

$$\frac{100\,\Delta\,V}{2\,P} = 3996 \qquad \frac{100\,\delta\,V}{2\,P} = 2375$$

OBSERVATION II

Dr J. B... (élève à l'Ecole de santé militaire), âge : vingt-trois ans ; poids : 60 kilogrammes ; régime : lever, 6 h. 30 ; petit déjeuner : 7 h. 15, café, déjeuner : 11 h. 25 ; dîner : 6 h. 15 : viande, légumes, dessert, vin ; coucher : 9 h. 30.

Série du 12 octobre au 18 octobre 1901.

Heure de l'émission	Densité à θ°		Volume V	Point de cong.—Δ	Chlorures p p 100	total	δ×100	$\frac{\Delta}{\delta}$
7,30 m.	1031	à 16°	290	—2,25	0,906	»	172	1.30
11 h.	1021	11°	213	—1,65	1,597	»	71,5	2,30
midi 30	1017	—	70	—1,71	1,383	»	90	1,90
1 h. 15 s.	1010	—	80	—1,03	0,660	»	64,3	1,60
3 h.	1019	—	90	—	1,063	»	148,1	1,33
4, 30.	—	—	50	—2,07	1,092	»	124,2	1,59
6 h.	1025	—	64	—1,91	1,327	»	127,1	1,50
7 h.	—	—	45	—1,89	—	»	—	—
9 h.	—	—	85	—1,87	—	»	—	—
24 h.	1027	—	987	—1,77	1,21	11,95	111,4	1,58

$$\frac{100\,\Delta \times V}{P} = 2911 \qquad \frac{100\,\delta \times V}{P} = 1832$$

7,45 m.	1031	à 11°	230	—2,19	0,596	»	184,2	1,23
10 h.	1023	—	115	—1,85	1,438	»	100,9	1,83
11 h.	1021	à 12°	96	—1,59	—	»	—	—
1 h. 30 s.	1028	—	77	—1,91	1,116	»	126,1	1,51
4 h. 15	1033	—	86	—2,05	1,199	»	134,8	1,52
7 h.	1029	—	140	—1,97	1,411	»	114,5	1,72
9 h.	1031	—	56	—2,11	1,380	»	130,3	1,61
24 h.	1031	—	800	—1,98	1,287	10,30	123,2	1,60

$$\frac{100\,\Delta \times V}{P} = 2644 \qquad \frac{100\,\delta \times V}{P} = 1634$$

Heure de l'émission	Densité à 6°	Volume V	Point de cong.—Δ	Chlorures p. 100	Chlorures total	δ×100	$\frac{\Delta}{\delta}$
7 30 m.	1037 —	227	—2,37	0,868	»	186,2	1,27
11 h.	1026 —	181	—1,88	—	»	—	—
midi.	1023 —	56	—1,87	1,614	»	95,5	1,95
1 45 s.	1030 —	65	—	1,374	»	—	—
5 h. 30,	1030 —	178	—2,09	1,491	»	121,8	1,71
7 h.	1028 —	75	—2,07	1,429	»	123,3	1,67
9 h.	1032 —	115	—2,14	1,385	»	132,9	1,61
24 h.	**1830 —**	**897**	**—2,09**	**1,263**	**11,25**	**135,1**	**1,54**

$$\frac{100\,\Delta \times V}{P} = 3124 \qquad \frac{100\,\delta \times V}{P} = 2036$$

7,45 m.	1033 à 13°	250	—2,37	8,893	»	184,7	1,28
11 h. 45	1022 —	185	—1,90	1,574	»	100,9	1,88
midi 30.	— —	80	—	1,491	»	—	—
2,30 s.	1022 —	70	—1,77	1,187	»	107,5	1,64
3 h.	1026 —	55	—1,85	1,170	»	116,5	1,58
6 h.	— —	120	—1,89	—	»	—	—
7 h.	1027 —	55	—	1,181	»	—	—
8,30.	— —	55	—1,93	1,216	»	121,8	1,58
24 h.	**1028 —**	**870**	**—2.03**	—	—	—	—

$$\frac{100\,\Delta \times V}{P} = 2943$$

7,30 m.	1030	225	—2,09	0,596	»	174,1	1,20
9 h.	—	55	—1,77	—	»	—	—
11 h.	1023 à 14°	95	—1,77	1,374	»	96,6	1,83
midi 30.	—	63	—1,77	1,063	»	118	1,50
2,15	—	30	—	—	»	—	—
4 h.	1026 —	85	—1,93	1,287	»	117,8	1,63
6 h.	1025 —	117	—1,87	1,479	»	100,4	1,86
7 h.	1023 —	65	—1,79	1,491	«	91,8	1,94
9 h.	1015 —	220	—1.13	0,888	»	61	1,85
24 h.	**1023 —**	**955**	**—1.70**	**0.971**	**9.2**	**113.2**	**1.50**

$$\frac{100\,\Delta \times V}{P} = 2706 \qquad \frac{100\,\delta \times V}{P} = 1801$$

Heure de l'émission	Densité à 0°	Volume V	Point de cong. — Δ	Chlorures p. 108	Chlorures total	δ × 100	Δ/δ
8 h. m.	1027 à 13°	320	— 1,95	0,614	»	159	1,22
11 h.	1024 —	110	— 1,97	1,462	»	111,5	1,76
midi 30	— —	55	— 1,81	1,400	»	99	1,82
1,30 s.	1908 —	190	— 0,87	0,729	»	44,3	1,96
2 h.	— —	45	— 1,31	—	»	—	—
3 h.	1011 —	150	— 0,89	0,508	»	59,2	1,50
5 h.	1014 —	110	— 1,17	0,758	»	72,7	1,60
6 h.	— —	45	— 1,73	—	»	—	—
7 h.	1021 —	90	— 1,67	1,251	»	93,8	1,75
7,30	1015 —	65	— 1,71	1,121	»	105,4	1,62
8,30	1015 à 19°	90	— 1,09	0,900	»	56,4	1,93
9,45	1014 —	145	— 1,11	0.798	»	64,4	1,72
24 h.	**1021 —**	**1415**	**— 1,47**	**0,804**	**14,7**	**100**	**1,47**

$$\frac{100\,\Delta \times V}{P} = \mathbf{3466} \qquad \frac{100\,\delta \times V}{P} = \mathbf{2358}$$

Heure de l'émission	Densité à 0°	Volume V	Point de cong. — Δ	Chlorures p. 108	Chlorures total	δ × 100	Δ/δ
7,30 m.	1023 à 19°	300	— 1,85	0,585	»	150,7	1,22
10,20	1018 —	205	— 1,42	1,162	»	74	1,91
11 h.	1012 —	95	— 0,97	0,812	»	45,5	2,13
midi 30	1002 —	445	— 0,48	0,355	»	27,2	1,76
4,30 s.	1018 —	155	— 1,55	0,965	»	98,4	1,57
6 h.	1020 —	80	— 1,61	0,994	»	102,8	1,56
24 h.	**1011 —**	**1280**	**— 1,01**	**0,683**	**8,7**	**61**	**1,65**

$$\frac{100\,\Delta \times V}{P} = \mathbf{2158} \qquad \frac{100\,\delta \times V}{P} = \mathbf{1301}$$

OBSERVATION III

C. C..., âge vingt-quatre ans; poids 60 kilogrammes. Régime : lever 5 heures, petit déjeuner 6 h. 30 café, déjeuner 10 heures, dîner 5 heures, viande, légumes, vin, Coucher 7 heures (Hôpital militaire).

Série du 13 au 19 octobre 1901

Heure de l'émission	Densité à 0°		Volume V	Point de cong. —Δ	Chlorures p p.100	Chlorures total	δ×100	$\frac{\Delta}{\delta}$
11 h. m.	1016 à 12°		190	—1,13	1,129	«	47	2,40
2,45 s.	1026	—	170	—1,89	1,156	»	121,4	1,55
5,40	1026	—	180	—1,81	1,316	»	104	1.74
6,45	1025	—	120	—1,68	1,374	»	87,8	1,79
2,35 m.	—	—	35	—2,09	—	»	—	—
3,45	1027	—	480	—1,87	1,362	»	107,4	1,74
7,35	1024	—	—	—	—	»	—	—
9,20	1020	—	175	—1,55	—	»	—	—
24 h.	1024	—	1590	—1.66	—	»	—	—

$$\frac{100\,\Delta \times V}{P} = 4399$$

Heure de l'émission	Densité à 0°		Volume V	Point de cong. —Δ	Chlorures p p.100	Chlorures total	δ×100	$\frac{\Delta}{\delta}$
11 h. m.	1014 à 12°		250	—1.12	0,976	»	55	2.03
2 h. s.	1027	—	245	—1,76	1,287	»	100.7	1,74
6 h.	2026	—	155	—1,75	0,994	»	116.9	1.49
2,30 m.	1029	—	320	—2,10	0,987	»	152.3	1,37
6,15	1020	—	370	—1,59	1,216	»	87,9	1,80
9,20	1023	—	240	—1,80	1,473	»	93,9	1,91
24 h.	1022	—	1580	—1,71	1,199	18,9	100,8	1,69

$$\frac{100\,\Delta \times V}{P} = 4503 \qquad \frac{100\,\delta \times V}{P} = 2654$$

Heure de l'émission	Densité à 0°		Volume V	Point de cong. —Δ	Chlorures p p.100	Chlorures total	δ×100	$\frac{\Delta}{\delta}$
11 h. m.	1022 à 13°		105	—1,73	1,597	»	79,7	1,66
midi	1021	—	100	—1,60	1,257	»	86,5	1,85
3,20 s.	1020	—	270	—1,57	1,098	»	92,8	1,69
6,45	1020	—	170	—1,63	—	»	—	—
2,30 m.	1027	—	280	—1,89	0,868	»	138,3	1,37
6,30	1020	—	290	—1,55	1,199	»	84,9	1,82
9,20	6 à 1°4101		290	—1,29	1,156	»	61,4	2,10
24 h.	1022	—	1505	—1,59	1,110	16,5	94	1,69

$$\frac{100\,\Delta \times V}{P} = 3988 \qquad \frac{100\,\delta \times V}{P} = 2359$$

Heure de l'émission	Densité à θ°		Volume V	Point de cong. —Δ	Chlorures p p. 100	Chlorures total	δ×100	$\frac{\Delta}{\delta}$
midi 30	1017 à 14°		315	—1,23	1,145	»	56,1	2,19
5 h. s.	1027	—	220	—1,91	1,356	»	111,9	1,70
7 h.	1025	—	135	—1,83	1,423	»	99,8	1,83
2,45 m.	1025	—	335	—1,93	1,239	»	120,6	1,60
7 h.	1020	—	300	—1,60	1,362	»	80,5	1,98
9,20	1012	—	378	—1,19	1,145	»	52,1	2,28
24 h.	**1017**	—	**1683**	**—1,53**	**0,936**	**15,7**	**98,2**	**1,56**

$$\frac{100\ \Delta \times V}{P} = \mathbf{4291} \qquad \frac{100\ \delta \times V}{P} = \mathbf{2854}$$

Heure de l'émission	Densité à θ°		Volume V	Point de cong. —Δ	Chlorures p p. 100	Chlorures total	δ×100	$\frac{\Delta}{\delta}$
2 h. s.	1016 à 15°		315	—1,45	1,199	»	74,8	1,93
5,10	1015	—	290	—1,07	0,816	»	59,2	1,80
6,30	1025	—	80	—1,75	—	»	—	—
11,45	1020	—	270	—1,37	0,585	»	102,9	1,33
2,45 m.	1012	—	445	—0,87	0,700	»	46,1	1,88
7 h.	1017	—	255	—1,25	1,052	»	63,5	1,96
9,20	1019	—	228	—1,45	1,228	»	73,2	1,98
24 h.	**1016**	—	**1883**	**—1,26**	**0,929**	**17,5**	**71,7**	**1,75**

$$\frac{100\ \Delta \times V}{P} = \mathbf{3954} \qquad \frac{100\ \delta \times V}{P} = \mathbf{2248}$$

Heure de l'émission	Densité à θ°		Volume V	Point de cong. —Δ	Chlorures p p. 100	Chlorures total	δ×100	$\frac{\Delta}{\delta}$
10,15 m.	—	—	25	—1,59	—	—	—	—
5 h. s.	1024 à 15°		295	—1,65	1,104	»	100,5	1,65
11,30	1021	—	390	—1,37	0,882	»	85,5	1,60
5 h. m.	1015	—	580	—1,23	1,023	»	63,2	1,94
7,45	1020	—	95	—1,54	0,862	»	103,6	1,48
9,20	1016	—	130	—1,51	1,205	»	80,6	1,87
24 h.	**1014**	—	**1515**	**—1,25**	**0,971**	**9,8**	**68,2**	**1,83**

$$\frac{100\ \Delta \times V}{P} = \mathbf{3156} \qquad \frac{100\ \delta \times V}{P} = \mathbf{1722}$$

Heure de l'émission	Densité à θ°		Volume V	Point de cong. —Δ	Chlorures p p. 100	Chlorures total	δ×100	$\frac{\Delta}{\delta}$
midi 15.	1017 à 12°		125	—1,51	1,287	»	75,8	1,99
6,30 s.	1027	—	230	—1,93	1,268	»	118,9	1,62
1 h. m.	1028	—	190	—2,12	1,069	»	149,5	1,41
6,45	1022	—	195	—1,75	—	»	—	—

OBSERVATION IV

Dr M. B..., élève à l'École de Santé militaire, âge vingt-trois ans, poids, 45 kilogrammes. Régime : lever, 6 h. 30 ; petit déjeuner, 7 h. 15, café au lait ; déjeuner, 11 h. 25 ; dîner, 6 h. 15, viande, potage, légumes, dessert, eau ; coucher, 11 heures.

Série du 23 au 25 Octobre 1901.

Heure de l'émission	Densité à 0°	Volume V	Point de cong.—Δ	Chlorures p p. 100	Chlorures total	δ×100	Δ/δ
7,15 m.	1020 à 12°	310	—1,54	0,758	»	109,7	1,40
9,15	1011 —	270	—0,95	0,839	»	46	2,16
11,20	1015 —	165	—1,30	1,121	»	64,5	2,01
2,30 s.	1013 —	130	—1,09	0,965	»	58,4	1,86
3,30	1008 —	265	—0,84	0,711	»	43,4	1,93
7 h.	1022 —	150	—1,66	1,385	»	85	1,95
11 h.	1025 —	165	—1,87	1,181	»	118	1,50
24 h.	1016 —	1455	—1,31	0,906	13,1	78	1,68

$$\frac{100\,\Delta \times V}{P} = 4235 \qquad \frac{100\,\delta \times V}{P} = 2522$$

Heure de l'émission	Densité à 0°	Volume V	Point de cong.—Δ	Chlorures p p. 100	Chlorures total	δ×100	Δ/δ
7,15 m.	1027 à 12°	190	—2,03	0,787	»	157	1,29
9,15	1020 —	150	—1,67	1,452	»	82,2	1,81
midi 30.	—	75	—1,74	1,405	»	92,1	1,88
4,30s.	1025 —	150	—1,97	0,923	»	142	1,39
7 h.	1025 —	115	—1,83	0,923	»	128	1,42
8,30	1004 —	320	—0,53	0,578	»	19,7	2,67
11,10	1022 —	120	—1,68	0,845	»	118,6	1,41
24 h.	1016 —	1120	—1,41	0,752	8,42	97,2	1,45

$$\frac{100\,\Delta \times V}{P} = 3509 \qquad \frac{100\,\delta \times V}{P} = 2419$$

Heure de l'émission	Densité à 0°		Volume V	Point de cong.—Δ	Chlorures p p.100	Chlorures total	δ×100	Δ/δ
7,15 m.	1020	—	230	—1,66	0,292	»	148,9	1,11
9 h.	1022	—	180	—1,86	1,034	»	125,5	1,48
1 h. s.	1017	—	215	—1,51	1,752	»	107,1	1,40
3,30 s.	1025	—	162	—1,99	1,228	»	127,6	1,55
11 h.	1024	—	105	—1,94	0468,	»	169,6	1,14
24 h.	1020	—	892	—1,77	0,856	7,63	127,2	1,39

$$\frac{100\,\Delta \times V}{P} = 3508 \qquad \frac{100\,\delta \times V}{P} = 2512$$

OBSERVATION V

R..., âge vingt-trois ans, poids, 72 kilogrammes. Régime : lever : 6 h. 30 ; petit déjeuner, 7 heures, café ; déjeuner, 10 heures ; dîner, 5 heures, viande, légumes, vin ; coucher, 7 heures (Hôpital militaire).

Série du 24 au 27 octobre 1901.

Heure de l'émission	Densité à 0°		Volume V	Point de cong.—Δ	Chlorures p p.100	Chlorures total	δ×100	Δ/δ
1 h. s.	1020	—	285	— 1,67	—	»	—	—
4 h.	1020	—	245	—1,64	0,303	»	146,3	1,12
6 h.	1023	—	175	—1,87	1,405	»	104,9	1,78
7 h.	1025	—	85	—2,05	1,649	»	108,6	1,88
6,20 m.	1027	—	265	—2,24	1,410	»	141,6	1,58
9,20	1014	—	235	—1,45	1,274	»	70,5	2,05
24 h.	1024	—	1220	—1,76	1,463	17,8	90,6	1,94

$$\frac{100\,\Delta \times V}{P} = 2982 \qquad \frac{100\,\delta \times V}{P} = 1535$$

Heure de l'émission	Densité à 0°		Volume V	Point de cong.—Δ	Chlorures p p.100	Chlorures total	δ×100	Δ/δ
4 h. s.	1023		393	—2,05	1,930	»	92,3	2,22
6,30	1030		158	—2,28	1,965	»	83,2	2,74
6,20 m.	1032		230	—2,49	1,485	»	162,2	1,53
10,40	1021		230	—1,94	1,801	»	88,7	2,18
24 h.	1027		1011	—2,15	1,816	18,3	108,8	1,97

$$\frac{100\,\Delta \times V}{P} = 3018 \qquad \frac{100\,\delta \times V}{P} = 1527$$

Heure de l'émission	Densité à 0°	Volume V	Point de cong.—Δ	Chlorures p p.100	total	δ×100	Δ/δ
3 h. s.	1026	250	—2,19	1,614	»	114,6	1,91
4 h.	1025	255	—2,30	1,755	»	127,4	1,80
6 h.	1032	215	—2,39	1,632	»	144,6	1,65
10 h. m.	1014	285	—1,35	1,719	»	35,1	3,84
24 h.	1026	1005	—1,93	1,989	20	76,7	2,51

$$\frac{100\,\Delta \times V}{P} = 2694 \qquad \frac{100\,\delta \times V}{P} = 1070$$

OBSERVATION VI

C..., pharmacien, âgé de vingt-neuf ans ; poids 76 kilogrammes. Régime : lever, 7 heures. Petit déjeuner, 8 heures. Café noir. Déjeuner, midi. Dîner, 7 heures. Potage, viande. Légumes. Dessert, eau et lait. Coucher, 11 heures.

Série du 14 au 16 octobre 1901.

Heure de l'émission	Densité à 0°	Volume V	Point de cong.—Δ	Chlorures p p.100	total	δ×100	Δ/δ
4,20 s.	1026 à 12°	167	—1,94	1,298	»	118,1	1,64
6,30	1024 —	165	—1,78	1,257	»	104,5	1,75
8,15	1026 —	110	—1,86	1,385	»	105	1,70
10,15	1020 —	155	—1,49	1,023	»	89,2	1,67
7,15 m.	1025 —	305	—1,86	0,758	»	131,7	1,41
9,45	1029 —	80	—2,09	1,462	»	113,5	1,84
11,35	1022 —	110	—1,74	1,327	»	96,9	1,79
2 h.	1023 —	140	—1,78	1,544	»	76,7	2,32
2,50	1006 —	245	—0,66	0,326	»	55,3	1,87
24 h.	1016 —	1477	—1,23?	0,944	13,9	64,9	1,89

$$\frac{100\,\Delta \times V}{P} = 2390 \qquad \frac{100\,\delta \times V}{P} = 1261$$

Heure de l'émission	Densité à 0°	Volume V	Point de cong.—Δ	Chlorures p.p.100	total	δ×100	Δ/δ
4,20 s.	1017 à 15°	85	—1,57	—	»	—	—
6,45	1027 —	150	—1,89	1,462	»	93,5	2,02
8,5	1026 —	110	—1,90	1,462	»	104,5	1,81
9,15	1026 —	100	—1,83	1,429	»	99,5	1,84
10,15	— —	65	—1,89	1,391	»	107,6	1,68
6 h. m.	1019 —	340	—1,52	—	»	—	—
9 h.	1020 —	145	—1,67	1,199	»	86,9	1,92
10 h.	1006 —	210	—1,63	0,425	»	138,2	1,18
11,30	1009 —	180	—0,79	0,614	»	143,7	1,24
1,45 s.	1024 —	130	—1,68	1,417	»	75,5	2,22
24 h.	**1018 —**	**1515**	**—1,45**	**1,034**	**15,6**	**84,6**	**1,71**

$$\frac{100\,\Delta \times V}{P} = 2890 \qquad \frac{100\,\delta \times V}{P} = 1686$$

Série du 17 au 19 Octobre

3,20 s.	1028 à 14°	135	—2,09	1,614	»	104,6	1,98
5,30.	1026 —	130	—2,11	1,516	»	122,4	1,72
8 h.	1026 —	145	—2,10	1,527	»	1,23	1,70
10,15.	1026 —	110	—2,15	1,440	»	120,8	1,77
7,30 m.	1028 —	300	—2,35	1,374	»	154,7	1,51
10,25	1026 —	112	—2,26	1,614	»	121,4	1,86
3 h s.	1031 à 16°	130	—2,22	1,637	»	126,5	1,76
5,15.	1030 —	120	—2	1,551	»	108,8	1,83
6,50.	—	45	—2,15	1,614	»	110,6	1,94
8,15.	1033 —	75	—2,27	—	»	—	—
10,15.	1006 —	135	—0,70	0,408	»	41,2	1,69
8 h m.	1027 —	295	—1,91	1,160	»	126,1	1,51
10 h.	1028 —	90	—2,03	1,221	»	136,9	1.48
midi.	1026 —	135	—1,88	1,73	»	86,8	2,16
48h.	**1026 —**	**2092**	**—2,05**	**1,385**	**28,97**	**124**	**1,61**

$$\frac{100\,\Delta \times V}{2\,P} = 2716 \qquad \frac{100\,\delta \times V}{2\,P} = 1706$$

OBSERVATION VII

S... étudiant en médecine, âge vingt-deux ans ; poids 61 kilogrammes. Régime : lever 11 heures ; dîner, midi ; souper, 7 heures ; coucher de 10 à 11 heures. Repas entre minuit et 1 heure, viande, boissons.

Série du 16 au 18 octobre 1901

Heure de l'émission	Densité à 0°	Volume V	Point de cong. — Δ	Chlorures p p. 100	total	δ×100	Δ/δ
2,30 s.	—	50	— 1,66	0,769	»	119,2	1,39
6 h.	1019 à 13°	250	— 1,52	1,181	»	82,9	1,83
10 h.	1020 —	170	— 1,25	1,029	»	64,8	1,92
1 h m.	1022 —	150	— 1,57	1,145	»	90,2	1.74
10 h.	1028 —	240	— 1,87	0,327	»	168	1,11
24 h.	1020 —	860	— 1,58	0,982	8,4	100,5	1,57

$$\frac{100\,\Delta \times V}{P} = 2227 \qquad \frac{100\,\delta \times V}{P} = 1302$$

Heure de l'émission	Densité à 0°	Volume V	Point de cong. — Δ	Chlorures p p. 100	total	δ×100	Δ/δ
1 h. s.	1023 à 13°	220	— 1,71	1,174	»	96,4	1,77
5 h.	1013 —	420	—	—	»	—	—
8,30.	1012 —	405	— 1,06	0,936	»	51,2	2,07
11,30.	1020 —	245	— 0,99	1,205	»	28,3	3,53
minuit 30.	1015 —	185	— 1,10	0,994	»	51,8	2,12
3,30 m.	1009 —	610	— 0,78	0,578	»	48,1	1,62
10 h.	1010 —	470	— 0,69	0,192	»	57,7	1,19
1 h. s.	1023 —	110	— 1,63	0,926	»	108,8	1,49
24 h.	1014 —	2665	— 1,09	0,758	20,2	64,6	1,53

$$\frac{100\,\Delta \times V}{P} = 4729 \qquad \frac{100\,\delta \times V}{P} = 2822$$

OBSERVATION VIII

Dr L...., âge vingt-six ans; poids 62 kilogrammes. Régime: lever : 7 heures, petit déjeuner; déjeuner, midi ; dîner, 7 heures, viande, légumes, vin ; coucher entre 10 et 11 heures; ingestion copieuse de bière après le repas du soir.

Série du 19 au 22 octobre 1901.

Heure de l'émission	Densité à 0°	Volume V	Point de cong. — Δ	Chlorures p p. 100	total	δ×100	Δ/ρ
7 h. m.	1021	330	— 1,37	0,455	»	110,4	1,24
10 h.	1017	100	— 1,26	0,631	»	89,1	1,41
1 h. s.	1012	320	— 0,88	0,321	»	69,3	1,29
3 h.	1002	430	— 0,23	0,117	»	16,2	1,41
7 h.	1004	145	— 0,33	0,146	»	24,5	1,34
11 h.	1008	225	—	0,204	»	—	—

Heure de l'émission	Densité à 8°	Volume V	Point de cong. —Δ	Chlorures p.100	Chlorures total	δ×100	Δ/δ
minuit.	1009 —	405	—0,74	0,296	»	56,9	1,30
8 h. m.	1022 —	170	—0,72	0,286	»	55,3	1,30
10 h.	1015 —	270	—1,37	1,033	»	77,4	1,77
1 h. s.	1011 —	460	—0,91	0,821	»	43	2,11
3 h.	1003 —	330	—0,24	0,210	»	11,8	2,03
6 h.	1014 —	230	—1,08	1,050	»	46,6	2,31
8 h.	1012 —	480	—0,99	0,763	»	54,4	1,82
10 h.	1002 —	475	—0,31	0,208	»	18,9	1,64
48 h.	**1009 —**	**4370**	**—0,77**	**0,431**	**18,8**	**58,1**	**1,32**

$$\frac{100\,\Delta \times V}{2\,P} = \mathbf{2802} \qquad \frac{100\,\delta \times V}{2\,P} = \mathbf{2047}$$

8 h. m.	1016 —	475	—1,16	0,637	»	78,8	1,47
2 h. s.	1003 —	500	—0,66	0,315	»	47,6	1,38
5 h.	1002 —	290	—0,58	0,473	»	30,4	1,91
8 h.	1011 —	385	—0,94	0,321	»	75,3	1,24
11 h.	1005 —	375	—0,65	0,175	»	54,8	1,18
24 h.	**1006 —**	**2025**	**—0,81**	**0,292**	**5,9**	**64**	**1,26**

$$\frac{100\,\Delta \times V}{P} = \mathbf{2644} \qquad \frac{100\,\delta \times V}{P} = \mathbf{2095}$$

8 h. m.	1014 à 12°	245	—1,63	0,221	»	150,2	1,08
11 h.	1017 —	240	—1,51	0,882	»	99,5	1,51
2 h. s.	1016 —	225	—1,33	0,39	»	110,2	1,20
5 h.	1004 —	300	—0,72	0,251	»	57,4	1,25
8 h.	1002 —	530	—0,43	0,18	»	32,5	1,32
11 h.	1001 —	375	—0,35	0,146	»	26,4	1,32
24 h.	**1007 —**	**1915**	**—0,75**	**0,303**	**5,8**	**55,4**	**1,35**

$$\frac{100\,\Delta \times V}{P} = \mathbf{2318} \qquad \frac{100\,\delta \times V}{P} = \mathbf{1711}$$

OBSERVATION IX

Mlle E. D...., âge vingt-huit ans, domestique, poids 45 kilogrammes. Régime : lever, 6 heures ; déjeuner, midi ; dîner 7 heures, potage, viande, légumes, eau. Coucher, 10 heures.

Série du 18 au 21 octobre 1901.

Heure de l'émission	Densité à θ°	Volume V	Point de cong.—Δ	Chlorures pp.100	Chlorures total	δ×100	$\frac{\Delta}{\delta}$
6 h. 30 m.	1014 à 13°	290	—1,03	0,821	»	55,03	1,87
9 h.	1016 —	185	—1,39	1,473	»	53	2,62
11 h 30	1019 —	155	—1,55	—	»	—	—
2 h. 30 s.	1025 —	155	—1,62	1,199	»	91.8	1,76
5 h.	1024 —	175	—	1,632	»	—	—
10 h.	1027 —	175	—1,95	1,485	»	108,4	1,79
24 h.	1020 —	1135	—1,52	1,35	15,3	73,03	2,08

$$\frac{100\ \Delta \times V}{P} = 3834 \qquad \frac{100\ \delta \times V}{P} = 2466$$

Heure de l'émission	Densité à θ°	Volume V	Point de cong.—Δ	Chlorures pp.100	Chlorures total	δ×100	$\frac{\Delta}{\delta}$
6 h. 30 m	1020 à 13°	230	—1,37	0,643	»	99,4	1,37
9 h. 30	1021 —	150	—1,49	1,402	»	67,1	2,22
1 h. s.	1021 —	140	—1,61	1.473	»	75	2,14
3 h. 30	1024 —	170	—1,78	1,310	»	101,3	1,75
6 h.	1023 —	150	—1,74	1,556	»	83,3	2,08
10 h.	1028 —	120	—2,05	1,353	»	126	1,62
24 h.	1022 —	960	—1.64	1,329	12,7	92	1,78

$$\frac{100\ \Delta \times V}{P} = 3494 \qquad \frac{100\ \delta \times V}{P} = 1962$$

Heure de l'émission	Densité à θ°	Volume V	Point de cong.—Δ	Chlorures pp.100	Chlorures total	δ×100	$\frac{\Delta}{\delta}$
6 h. 30 m.	1023 à 13°	205	—1,71	1,052	»	105,5	1,62
9 h. 30	1020 —	160	—1,61	1,362	»	81,4	1,97
1 h. s.	1013 —	165	—1,10	1.193	»	40,4	2,72
4 h.	1010 —	185	—0,82	0,8776	»	31,1	2,63
6 h. 30 m.	1026 —	420	—1,19	0,997	»	61,1	1,96
10 h.	— —	85	—1,70	1.440	»	86,06	1,97
1 h. s.	1023 —	90	—1,65	1,452	»	80,1	2,05
3 h. 30	1023 —	105	—1,55	—	»	—	—
4 h. 30	1014 —	130	—1,11	0.816	»	61,2	1,81
6 h.	1014 —	180	—1,08	0.448	»	81,7	1,32
48 h.	1018 —	1725	—1,24	1,034	17,7	63,5	1,95

$$\frac{100\ \Delta \times V}{2\ P} = 2354 \qquad \frac{100\ \delta \times V}{P} = 1217$$

OBSERVATION X

L. C..., âgé de douze ans et demi, poids 35 kilogrammes. Régime : lever, 6 heures. Petit déjeuner, 6 h. 15, soupe. Déjeuner, 9 h. 30. Potage gras, viande, légumes, tisane et vin. Goûter, 11 heures, pain, chocolat. Dîner, 3 heures. Potage maigre, viande, légumes, tisane et vin. 5 heures, bouillon ou lait, 6 heures, tisane de houblon ; coucher, 11 heures, tisane de houblon (Hôpital Charité).

Série du 11 au 16 novembre 1901.

Heure de l'émission	Densité à 6°	Volume V	Point de cong.—Δ	Chlorures pp.100	Chlorures total	$\delta \times 100$	$\frac{\Delta}{\delta}$
10,20 m.	1012 à 19°	185	—1,35	1,046	»	73,9	1,82
10,50	1011 à 13°	130	—1,23	1,063	»	60,9	2,02
1,40 s.	1008 —	160	—1,07	0,845	»	57,6	1,85
3,30	1009 —	180	—1,01	0,959	»	45,5	2,21
5,30	1009 —	150	—1,16	0,739	»	69,8	1,66
7,5	1012 —	100	—1,11	0,643	»	73,4	1,51
5,10 m.	1017 —	250	—1,43	0,982	»	85,6	1,67
7,35	1009 —	220	—1,07	0,988	»	49,3	2,17
24 h.	1012 —	1475	—1,15	0,905	13,3	62,1	1,85

$$\frac{100\,\Delta \times V}{P} = 4846 \qquad \frac{100\,\delta \times V}{P} = 2617$$

Heure de l'émission	Densité à 6°	Volume V	Point de cong.—Δ	Chlorures pp.100	Chlorures total	$\delta \times 100$	$\frac{\Delta}{\delta}$
midi 25	1014 à 19°	125	—	—	»	—	—
2,40 s.	1008 —	215	—1,33	1,029	»	72,8	1,82
5,10	1009 —	110	—1,30	0,845	»	80,6	1,61
7 h.	1006 —	160	—0,81	0,531	»	50	1,62
4,20 m.	1011 —	300	—1,30	0,752	»	86,2	1,50
5,25	1009 —	250	—0,91	0,723	»	48,7	1,87
11,10	1017 à 13°	185	—1,51	1,374	»	78,7	2,02
3,30 s.	1022 —	170	—1,75	1,110	»	90	1,94
5,50	1016 —	140	—1,50	0,660	»	111,4	1,34
7,10	1003 —	135	—0,78	8,413	»	53,9	1,44
4,10 m.	1005 —	310	—0,77	0,263	»	61,7	1,25
5,25	1007 —	330	—0,91	0,614	»	55,1	1,65
7,40	1012 —	160	—1,29	1,170	»	60,6	2,12
48 h.	1010 —	2590	—1,23	0,746	20,3	79,4	1,55

$$\frac{100\,\Delta \times V}{P} = 4579 \qquad \frac{100\,\delta \times V}{P} = 2938$$

Heure de l'émission	Densité à 0°	Volume V	Point de cong.—Δ	Chlorures pp 100	total	δ×100	$\frac{\Delta}{\delta}$
11,5 m.	1013 à 13°	260	—1,49	0,257	»	75,5	1,97
2,10 s.	1010 —	225	—1,21	0,856	»	71	1,70
4,10	1011 —	150	—1,07	0,705	»	65,8	1,62
7,10	1012 —	260	—1,01	0,555	»	68,6	1,47
5,15 m.	1010 —	310	—0,83	0,735	»	40	2,07
7,50	1010 —	125	—0,84	0,023	»	24,2	3,47
24 h.	1008 —	1330	—1,17	0,833	11,06	68,3	1,71

$$\frac{100\,\Delta \times V}{P} = 4446 \qquad \frac{100\,\delta \times V}{P} = 2598$$

11,55 m.	1017 —	150	—1 »	1,063	»	—	—
3,10 s.	1004 —	200	—	0,894	»	—	—
5,5	1007 —	100	—0,81	—	»	—	—
7,10	1018 —	160	—1,59	0,941	»	104	1,52
4,10 m.	1011 —	250	—1,15	—	»	—	—
5,20	1005 —	310	—0,99	0,929	»	44,7	2,21
24 h.	1014 —	1170	—1,25	0,959	11,2	68,9	1,81

$$\frac{100\,\Delta \times V}{P} = 4178 \qquad \frac{100\,\delta \times V}{P} = 2303$$

midi 40.	1002 —	190	—0,67	0,361	0,685	45,9	1,46
6 h. s.	1006 à 16°	350	—1,39	0,845	2,957	89,6	1,55
7,30	1006 —	500	—1,99	0,947	4,73	63,6	1,87
5,30 m.	1008 —	350	—1,14	0,689	2,41	73,9	1,54
24 h.	1009 —	1390	—1,12	—	10,78	—	—

$$\frac{100\,\Delta \times V}{P} = 4448$$

OBSERVATION XI

C. C..., âge seize ans et demi : poids 28 kilogrammes. Régime (voir observation X) (Hôpital Charité).

Série du 11 au 14 novembre 1901.

Urines de vingt-quatre heures.

Jour	Densité à 0°	Vol.	P. de cong.—Δ	Chlorures pp.100	Chlorures tot.	$\delta \times 100$	$\frac{\Delta}{\delta}$	$\frac{100\Delta \times V}{P}$	$\frac{100\delta \times V}{P}$
11 nov.	1016 à 16°	1065	—1,95	0,882	9,3	143,41	1,36	7416	5454
12 nov.	1011 —	1300	—1,29	1,117	4,5	63,6	2,04	5989	2952
13 nov.	1021 à 10°	1000	—2,05	0,544	5,4	173,1	1,18	7321	6182
14 nov.	1017 —	715	—1,81	0,497	3,5	151,9	1,19	4586	3879

OBSERVATION XII

L. M..., âge treize ans et demi ; poids 28 kg. 800. Régime (voir observation X) (Hôpital Charité).

Série du 11 au 16 novembre 1901.

Urines de vingt-quatre heures.

Jour	Densité à 0°	Vol.	P. de cong.—Δ	Chlorures pp.00	Chlorures tot.	$\delta \times 100$	$\frac{\Delta}{\delta}$	$\frac{100\Delta \times V}{P}$	$\frac{100\delta \times V}{P}$
11 nov.	1010 à 16°	1475	—1,69	0,906	13,3	116	1,45	8655	5593
12 nov.	1014 —	1730	—1,31	0,620	10,7	94,73	1,38	6869	2912
13 nov.	1016 à 13°	1730	—1,81	0,415	7,1	156,8	1,15	10872	9418
14 nov.	1013 à 10°	1680	—1,89	1,965	16,2	132,7	1,42	11025	1740
15 nov.	1020 —	1250	—2,05	0,140	1,7?	199,8	1,02	8897	8672
16 nov.	1018 à 13°	1075	—1,99	0,526	5,05	168,2	1,18	7427	6278

OBSERVATION XIII

C..., âge dix ans et demi ; poids 28 kilogrammes. Régime (voir observation X), hôpital Charité.

Série du 11 au 14 novembre 1901.

Urines de vingt-quatre heures.

Jour	Densité à 0°	Vol.	P. de cong.—Δ	Chlorures p p.100	Chlorures tot.	δ×100	Δ/δ	100Δ×V/P	100δ×V/P
11 nov.	1019 à 18°	910	—1,73	0.514	4,6	142.9	1,21	5622	4538
12 nov.	1019 —	715	—1,47	0,994	7,1	88.9	1.65	3911	2270
13 nov.	1019 —	1025	—2,23	0,479	4.9	195	1,14	8163	7138
14 nov.	1019 —	1410	—1.81	0,175	2.4	170.8	1,05	9115	8601

OBSERVATION XIV

D..., âge quinze mois ; poids 7 kg. 315. Régime : 150 grammes de lait par jour, crèmes de riz (crèche Saint-Ferdinand. Charité.

Urines de vingt-quatre heures.

Jour	Densité à 0°	Vol.	P. de cong.—Δ	Chlorures p p.100	Chlorures tot.	δ×100	Δ/δ	100Δ×V/P	100δ×V/P
1er nov.	1013 à 17°	380	—1,15	0,845	3,2	15.6	2,65	6493	3927
12 nov.	1014 à 16°	300	—1.49	0.976	2.9	91.9	1.62	6110	3782

OBSERVATION XV.

L ... âge quinze mois : poids 9 kg. 200. Régime : 150 grammes de lait, crèmes de riz (crèche Saint-Ferdinand, Charité).

Urines de vingt-quatre heures.

Jour	Densité à 0°	Vol.	P. de cong.—Δ	Chlorures p p.100	Chlorures tot.	δ×100	Δ/δ	100Δ×V/P	100δ×V/P
1er nov.	1009 à 17°	500	—1,01	0,769	3,84	56	1.80	5489	3043
12 nov.	1020 à 13°	280	—1.53	1,363	3.81	73.3	2,08	4656	2230

OBSERVATION XVI

Mlle D..., âge trente-cinq ans ; poids 52 kg. 700.

Urines de vingt-quatre heures.

Jour	Densité à 0°	Vol.	P. de cong.—Δ	Chlorures p p.100	Chlorures tot.	$\delta \times 100$	$\frac{\Delta}{\delta}$	$\frac{100\Delta \times V}{P}$	$\frac{100\delta \times V}{P}$
16 nov.	1027 à 15°	780	—2,43	1,158	9,1	175,3	1,39	3458	2611

OBSERVATION XVII.

M. G..., trente-trois ans.

Urines de vingt-quatre heures.

16 novembre	1021 à 15°	inconnu	—1,89	1,012	129,8	1,46

OBSERVATION XVIII

Mme L..., rentière, âge, quarante-deux ans ; poids, 55 kilogrammes. Régime ordinaire.

Urines de vingt-quatre heures.

Date	Densité	Vol.	P. de cong.—Δ	Na Cl. p. o/o	Na Cl. total	$\delta \times 100$	$\frac{100\Delta V}{P}$	$\frac{100\delta V}{P}$	$\frac{\Delta}{\varrho}$
10 nov.	1020 à 15°	1150	—1,53	0.87	10,1	102	3197	1949	1,46
3 déc.	1025 à 16°	1050	—1,77	0 38	14,5	96,3	3379	1838	1,83

OBSERVATION XIX

M. V..., employé, âge vingt-huit ans ; poids, 74 kilogrammes. Régime ordinaire.

Urines de vingt-quatre heures.

2 déc.	1025 à 15°	1050	—1,99	1,72	18	90,40	2710	1282	2,11

CHAPITRE III

ANALYSE DES RÉSULTATS

Quand on analyse les résultats contenus dans le chapitre précédent, on fait en particulier les constatations suivantes :

1° **Densité.** a) *Variations horaires.* La densité varie aux différentes heures de la journée.

Ex : 1009 à 11 h. 30, matin ; 1027 à 11 h. 30, soir (Dr C., 12 octobre) ; 1002 à 10 heures, soir ; 1022 à 8 heures, matin (Dr L., 20 octobre) ; 1006 à 2 h. 50, soir ; 1029 à 9 h. 45, matin (C. pharm., 14 octobre).

b) *Variations quotidiennes.*

Ex : 1016 : 14 octobre. 1026 : 17 octobre (C. pharm.).
1011 : 18 octobre. 1031 : 13 octobre (Dr J.-B.).

c) *Variations saisonnières.* Pour urine de vingt-quatre heures.

Ex :			
15 juin	1018	Dr C.
17 juillet	1030	—
2 septembre . . .	1019	—
12 octobre. . . .	1014	—
16 novembre . . .	1026	—

d) *Variations individuelles.*

En octobre, à la même date, on relève comme chiffres

de densité pour urines de vingt-quatre heures. Dr C. 1016 et 1026.

Dr L., 1006 et 1009 (ingestion habituelle de bière).

2° **Volume**. a) *Sécrétion horaire*. En supposant uniforme la sécrétion urinaire, dans l'intervalle de deux mictions consécutives, on trouve que la quantité moyenne d'urine émise par heure varie aux différentes époques de la journée.

Ex : Dr C. Série du 5 au 8 août : de 11 heures du matin à 1 heure du soir, la sécrétion totale ayant été de 120 cc^3, la sécrétion horaire a été de $\frac{120}{2} = 60$ cc^3. De 1 à 6 heures soir, la sécrétion horaire calculée = 30 cc^3; de 6 à 8 heures, 70 cc^3; de 8 à 11 heures, 40 cc^3; de 11 à 8 heures matin, 50 cc^3; de 11 heures matin à 2 heures soir, 46 cc^3; de 2 à 5 heures, 43 cc^3; de 5 à 6 h. 30, 60 cc^3; de 6 h. 30 à 8 heures, 45 cc^3; de 8 à 10 h. 30, 38 cc^3; de 10 h. 30 soir à 7 heures matin, 55 cc^3, de 7 à 11 heures matin, 24 cc^3, etc.

b) *Sécrétion quotidienne*. — Varie. Ex : 1415 cc^3 le 17 octobre; 900 cc^3 le 14 octobre (Dr J. B.).

c) *Variations saisonnières*.

L'observation I montre qu'en juillet la sécrétion a oscillé autour de 900 grammes par vingt-quatre heures, alors qu'en temps ordinaire elle atteint 1500 grammes.

d) *Variations individuelles*. Pendant que C. (hôpital militaire) urine par vingt-quatre heures, 15, 16, 1800 grammes; Dr J. B., urine 800, 900, 1400 grammes au maximum.

Nota : Le volume et la densité varient en sens inverse.

Sic. Observation I, 16 juillet : densité = de 1027 à 1029, pour une sécrétion de 705 cc³; 15 juin, densité = 1018, pour une sécrétion de 1925 cc³.

3° — Δ. a) *Variations horaires*, on trouve :

(Observ. I, 12 octobre) — Δ = — 0,77 à 11 h. 30 du matin et — 2,03 à 7 heures du soir;

(Observ. II, 16 octobre) — Δ = — 2,09 à 7 h. 30 matin; — 1,13 à 9 heures soir.

(C. pharm., 18 octobre) — Δ = — 2,35 à 7 h. 30 matin; — 0,70 à 10 h. 15 soir.

b) *Variations quotidiennes*.

(Observ. II) — Δ = — 2,09, le 14 octobre; — 1,01, le 18 octobre.

c) *Variations saisonnières*. Observation I.

Juin	— Δ pour 24 h.	=	— 1,65; — 1,71; — 1,96.
Juillet	— Δ	—	= — 2,23; — 2,35; — 2,41.
Août	— Δ	—	= — 1,88; — 1,93.
Octobre	— Δ	—	= — 1,22; — 1,35; — 1,41.

d) *Variations individuelles*. En octobre, on relève vers la même époque, pour Dr L. : — Δ = — 0,75; — 0,77; — 0,81; — pour Dr B. : — Δ = — 1,98; — 2,03; — 2,09.

4° **Chlorures**, a) *Variations horaires*.

(Observ. I), 14 octobre. A midi Na Cl pour 100 = 1,462; à 2 heures du soir = 0,746; à 4 heures, 1,427.

(Observ. II, 13 octobre. A 7 h. 45 matin, Na Cl pour 100 = 0,596; à 10 heures, 1,438.

b) *Variations quotidiennes* chez un même sujet. Elles ne sont pas généralement considérables. Cependant on note quelquefois des écarts importants d'un

tobre $\frac{\Delta}{\delta} = 1,39$.

b) *Variations saisonnières.* Observation I :

En juin. . . $\frac{\Delta}{\delta}$ = 1,70 (moyenne).

En juillet . . — = 1,54 —

En août. . . — = 1,82 —

En septembre. — = 1,84 —

En octobre. . — = 1,68 —

d) *Variations individuelles.* — Elles sont de même ordre de grandeur que les variations quotidiennes chez un même sujet.

8° **Comparaison de** $\frac{V\Delta}{P}$ et de $\frac{\Delta}{\delta}$.

D'après Claude et Balthazard[1], avec des sujets normaux on a ce qui suit :

Pour $\frac{\Delta V}{P}$ = 500. $\frac{\Delta}{\delta}$ ne doit pas dépasser 1

—	—	1000, —	—	1,10
—	—	1500, —	—	1,20
—	—	2000, —	—	1,30
—	—	2500, —	—	1,40
—	—	3000, —	—	1,50
—	—	3500, —	—	1,60
—	—	4000, —	—	1,70
—	—	4500, —	—	1,80
—	—	5000, —	—	1,90
—	—	5500, —	—	2
—	—	6000, —	—	2,10

[1] Claude et Balthazard. *loc. cit.* p. 42.

Si nous analysons nos résultats, nous trouvons des exceptions très fréquentes à la règle énoncée par les auteurs désignés :

Dans *69* déterminations d'adultes (urines de 24 heures) pour des valeurs de $\frac{100\ \Delta V}{P}$ variant de 2085 à 4729, nous avons constaté que *le rapport* $\frac{\Delta}{\delta}$ *sort 46 fois des limites indiquées par MM. Claude et Balthazard.*

Voici quelques exemples :

1° Pour $\frac{\Delta V}{P} = 3507$, $\frac{\Delta}{\delta} = 1,72$ (observ., Dr C., juin),

tandis que :

Pour $\frac{\Delta V}{P} = 3508$, $\frac{\Delta}{\delta} = 1,39$ (observ. Dr M. B.)

Pour — 3509 — 1,45 (observ. Dr M. B.)

2° Pour — 3000 — 1,73 (obs. Dr C. juillet)

3° Pour — 3494 — 1,78 (observ. Mlle E. D.)

4° Pour — 2982 — 1,94 (observ. R..., Hôpital militaire), etc.

Tableau synoptique des

NOM	AGE	POIDS	DATE ET DURÉE DES EXPÉRIENCES		VARIATIONS DE LA DENSITÉ QUOTIDIENNES		VARIATIONS DU VOLUME QUOTIDIENNES	
					Maxim.	Minim.	Maxim.	Minim.
C. pharm (VI) . .	29 ans	76 kilos	Octob.	4 jours	1026	1016	1515	1046
Dr C. (I). . . .	29 —	70 —	Juin	15 —	—	—	1925	1030
—	—	—	Juillet	8 —	—	—	1250	690
—	—	—	Août	3 —	1025	1024	1170	1120
—	—	—	Septem.	5 —	1025	1019	2110	1125
—	—	—	Octob.	4 —	1025	1014	1845	1669
Mlle E. D. (IX). .	28 ans	45 kilos	—	4 —	1022	1018	1135	862
Dr L... (VIII) . .	26 —	62 —	—	4 —	1009	1006	2185	1915
Cl. (H. M.) (III) .	24 —	60 —	—	8 —	1024	1014	1883	1505
R. (H. M.) (V). .	23 —	72 —	—	3 —	1027	1024	1220	1005
Dr J. B. (II). . .	23 —	60 —	—	7 —	1031	1011	1415	800
Dr M. B. (IV). .	23 —	45 —	—	3 —	1020	1016	1455	892
Sch. (VII) . . .	22 —	61 —	—	2 —	1020	1014	2665	860
C. C. (Charité) (XI)	16 —	28 —	Novem.	4 —	1021	1011	1300	715
M. — (XII)	13 a. 1/2	28 k. 8	—	6 —	1020	1010	1730	1075
L. C. — (X)	12 a. 1/2	35 kilos	—	6 —	1014	1008	1475	1170
Cicl. — (XIII)	10 a. 1/2	28 —	—	4 —	1019		1410	715
Nourrissons (Crèche St-Ferdin. (XIV XV)	15 mois —	9 k. 2 7 k. 3	— —	2 — 2 —	1020 1014	1009 1013	500 380	280 300

principales observations.

VARIATIONS DE —Δ QUOTIDIENNES		VARIATIONS DES CHLORURES PRO DIE		OSCILLATIONS DE LA DIURÈSE MOLÉCULAIRE TOTALE		OSCILLATIONS DE LA DIURÈSE DES MOLÉCULES ÉLABORÉES		VARIATIONS DE $\frac{\Delta}{\delta}$ QUOTIDIENNES	
Maxim.	Minim.	Maxim.	Minim.	Maxim.	Minim.	Maxim.	Minim.	Maxim.	Minim.
—2,05	—1,23	15,6	13,9	2890	2390	1706	1261	1,89	1,61
—1,96	—1,37	21,4	12,4	3818	2817	2185	1580	1,95	1,58
—2,41	—1,76	16	8,4	3084	2085	1998	1524	1,73	1,40
—1,94	—1,88	17,1	15	3142	3101	1851	1604	1,95	1,67
—1,95	—1,44	27,7	15,3	4310	2783	2143	1728	2,14	1,60
—1,65	—1,22	19,5	15,7	3934	3163	2303	1753	1,82	1,56
—1,64	—1,24	15,3	8,8	3834	2354	2466	1217	2,08	1,78
—0,81	—0,75	9,4	5,8	2802	2318	2047	1711	1,35	1,26
—1,71	—1,25	18,9	9,8	4503	3156	2854	1722	1,83	1,56
—2,15	—1,76	20	17,8	3018	2694	1535	1070	2,51	1,94
—2,09	—1,01	14,7	8,7	3466	2158	2358	1301	1,65	1,47
—1,77	—1,31	13,1	7,6	4235	3508	2522	2419	1,68	1,39
—1,58	—1,09	20,2	8,4	4729	2227	2822	1302	1,57	1,53
—2,05	—1,29	9,3	3,5	7416	4586	6182	2952	2,04	1,18
—2,05	—1,31	16,2	5,05	11025	7427	9418	2912	1,45	1,02
—1,25	—1,12	13,3	10,1	4846	4178	2938	2303	1,85	1,55
—2,23	—1,47	7,1	2,4	9115	3911	8601	2270	1,65	1,05
—1,53	—1,01	3,84	3,81	5489	4656	3043	2230	2,08	1,80
—1,49	—1,25	3,2	2,9	6493	6110	3927	3782	1,65	1,62

CONCLUSIONS

Dans les pages qui précèdent nous avons exposé nos recherches portant sur 19 sujets normaux et comptant environ 650 analyses cryoscopiques d'urines.

Le tableau synoptique (p. 54) résume nos résnltats. A titre d'indications générales, nous formulerons simplement les conclusions suivantes :

I. La densité, le volume *horaire moyen* des urines varient aux différentes heures de la journée.

Pendant les grandes chaleurs le volume des vingt-quatre heures est mininum et la densité maximum (à cause de la sudation qui élimine un liquide peu concentré).

II. Le *point de congélation*—Δ varie aux diverses heures de la journée. Celui de l'urine des vingt-quatre heures varie avec les différents jours, les diverses saisons ; il varie pour les différents sujets. Δ varie en général en sens inverse de V. (Volume.)

III. La *diurèse moléculaire totale* et la *diurèse des molécules élaborées* varient pour un même sujet à des jours différents. Toutefois ces variations quotidiennes de la diurèse chez un même sujet sont moins importantes que les variations que l'on constate quand on passe d'un sujet à l'autre. (Voir tableau synoptique.)

Chez les enfants, l'élimination moléculaire totale *rapportée* à *un kilogramme d'individu* est bien plus élevée que chez l'adulte. (V. t. s.)

IV. Chez des sujets normaux, la valeur de $\frac{\Delta}{\delta}$ n'est pas toujours celle indiquée par MM. Claude et Balthazard.

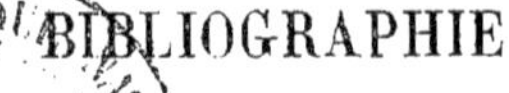

BIBLIOGRAPHIE

KORANYI (Zeitschrift für klinische Medicin, 1897).

CHANOZ (th. de Lyon, 1899). Considérations sur la pression osmotique et quelques propriétés des dissolutions.

CLAUDE et V. BALTHAZARD. La Cryoscopie des urines, 1901.

KŒPPE (Berliner klinische Wochenschrift, juillet, 1901).

Lyon. — Imp. A. REY, 4, rue Gentil. — 26137

www.ingramcontent.com/pod-product-compliance
Ingram Content Group UK Ltd.
Pitfield, Milton Keynes, MK11 3LW, UK
UKHW020419230726
13925UKWH00004B/1518